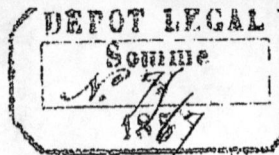

LEÇONS CLINIQUES

SUR LES

MALADIES DES FEMMES

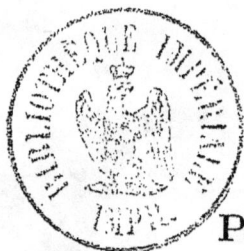

PREMIÈRE LEÇON.

Par J. LENOËL,

LAURÉAT DE L'ACADÉMIE IMPÉRIALE DE MÉDECINE, PROFESSEUR A L'ÉCOLE
DE MÉDECINE D'AMIENS, DU COURS *d'Accouchement, Maladies des
femmes et enfants*, MÉDECIN DE L'HÔTEL-DIEU, MEMBRE
DE L'ACADÉMIE D'AMIENS, DE LA SOCIÉTÉ MÉDICALE,
DU COMITÉ DÉPARTEMENTAL D'HYGIÈNE, ETC.

AMIENS,

IMPRIMERIE DE LENOEL-HEROUART,

RUE DES RABUISSONS, 30.

1867.

LEÇONS CLINIQUES

SUR LES

MALADIES DES FEMMES.

DE LA LEUCORRHÉE.

MESSIEURS,

Très souvent, surtout si vous exercez dans une grande ville, vous serez consultés par des femmes sur les écoulements blancs des parties génitales, les *flueurs blanches* comme les appelle indistinctement le public ; il vous faudra une grande sagacité et beaucoup d'expérience pour reconnaître quelle lésion vous avez à traiter. En effet, presque toutes les affections de l'uterus et du vagin déterminent des écoulements blancs. Parcourez les trois salles de femmes dont M. Josse et moi nous sommes chargés à l'Hôtel-Dieu, M. Josse comme chirurgien et moi comme accoucheur, interrogez les malades et la plupart vous parleront de

1

flueurs blanches dont elles se plaignent. Dans la salle des femmes syphilitiques, presque toutes ont des leucorrhées ; dans la salle de la maternité, plusieurs des femmes qui attendent le moment de l'accouchement, *perdent en blanc*, dans la salle de chirurgie, vous trouverez des écoulements de toutes les espèces, en rapport avec les diverses maladies de l'uterus qui y sont traitées.

Ce nombre considérable de flux blancs que l'on rencontre chez les femmes vous donne la raison de cette grande quantité de remèdes que vous voyez annoncés tous les jours dans les journaux contre la leucorrhée ; les charlatans, les vendeurs de remèdes ont intérêt à envisager les écoulements des parties génitales des femmes comme une seule et même maladie, et ils ont ainsi une riche mine qu'ils exploitent avec succès.

Mais l'homme de l'art consciencieux, le praticien honnête, en un mot le médecin, doit rechercher avec soin quel est l'écoulement pour lequel on le consulte, en déterminer le siége, en reconnaître la nature. Ces recherches ne sont pas toujours faciles ; en effet, cet écoulement peut être séreux, muqueux, muco-purulent, ou purulent ; il peut provenir de la vulve, de l'urètre, du vagin, ou de l'uterus, ou même de la trompe ; puis l'espèce d'affection qui cause cet écoulement doit être reconnue.

Mais faut-il regarder la leucorrhée comme un simple symptôme ? La dyspnée avait été, par les anciens, placée dans le cadre nosologique ; c'était une maladie distincte ; pour nous ce n'est plus que le symptôme de beaucoup de maladies des organes du thorax. En doit-il être de même de la leucorrhée ? Faut-il avec les auteurs du Compendium de médecine et avec mon maître Aran ne la citer que comme un signe des maladies de l'uterus, du vagin et de la vulve ? Nous ne le pensons pas, car nous aurons occasion de vous montrer des écoulements sans altération appréciable des organes génitaux, et dans votre pratique médicale vous rencontrerez des jeunes filles chlorotiques atteintes, surtout à l'époque de la puberté ou à l'approche des règles, d'une exagération de la sécrétion normale de la muqueuse génitale ; des femmes enceintes vous présenteront la même incommodité.

Mais que la leucorrhée soit toujours ou non symptomatique, nous allons l'étudier à part, car c'est toujours un fait important pour le médecin, soit qu'elle lui révèle un état morbide, soit qu'elle le constitue à elle seule.

Définition. — D'abord, qu'appelons-nous leucorrhée ? L'écoulement blanc produit par l'augmentation ou l'altération des sécrétions normales de la muqueuse génitale ; nous distinguons ainsi nettement la leucorrhée de tous les autres flux blancs qui peuvent se faire jour au dehors par la vulve, tels que le pus d'un abcès ou d'un cancer, la sérosité d'un polype, d'un caillot, les divers liquides provenant d'un ulcère, etc.

Organes sécréteurs. — Quels sont d'abord les organes sécréteurs de ce liquide ?

1° A la vulve, sur la face interne des grandes lèvres et sur les deux faces des petites lèvres, existent un grand nombre de petites glandes sébacées et de follicules muqueux ; autour de l'urètre se trouvent les follicules urétraux, enfin les deux glandes vulvo-vaginales complètent les organes sécréteurs du mucus vulvaire.

Ce mucus est visqueux, adhérent au doigt, ayant une réaction acide ; mêlé au produit des glandes sébacées, il constitue une sorte de magna à odeur caséeuse.

2° Le vagin n'a pas paru avoir de glandes spéciales

à M. Sapey ; il est humecté par les sécrétions vulvaire et
utérine, et par une exhalation liquide peu abondante à
l'état normal. Le liquide ainsi formé est épais, crémeux, ne
filant pas comme celui de l'uterus, à réaction acide ; il est
toujours à l'état normal en très petite quantité ;

3° La muqueuse de l'uterus est richement parsemée de
follicules, ceux du col et de sa cavité sont très amples, à
divisions multiples, tandis que ceux de la muqueuse de
l'uterus sont simples mais aussi extrêmement nombreux.

Le mucus sécrété normalement est épais, visqueux, *alcalin*
à l'inverse du liquide vaginal et vulvaire. Les follicules du
col utérin sont ceux dont la sécrétion augmente le plus facilement, et beaucoup de leucorrhées utérines ont leur siége
dans le col.

Ainsi, Messieurs, à l'état normal, il existe une sécrétion
sur la muqueuse génitale : cette sécrétion est quelquefois
abondante, sans qu'il y ait maladie ; ainsi elle augmente
dans certains actes physiologiques ; il en est de cette
sécrétion comme de celle de la salive qui augmente par
la présence d'un aliment dans la cavité buccale, comme
celle du suc gastrique qui devient considérable au moment
de la digestion stomacale. Ceci peut vous expliquer comment
chez une femme bien portante, vous ne trouverez pas de
mucus sur la muqueuse génitale dans certains moments et
que dans d'autres cette muqueuse sera mouillée par un
liquide abondant sans qu'il y ait là un phénomène morbide.
Mais cet écoulement est-il continuel, il constitue un fait
pathologique qui doit nous préoccuper.

Division. — La leucorrhée, c'est-à-dire, l'écoulement
continuel ou abondant de ce liquide, ou son altération
se présente dans des cas tellement différents qu'il est néces-
saire de faire quelques divisions.

Nous distinguerons la *leucorrhée vulvaire*, la *leucorrhée vaginale* et la *leucorrhée utérine*, en même temps nous ne confondrons pas la *leucorrhée idiopathique*, que nous admettons, avec les *leucorrhées symptomatiques*, qui constituent souvent des accidents qu'il faut soigner à part des lésions qui les causent.

I. Leucorrhée vulvaire.

La leucorrhée vulvaire peut être simple ou purulente. La leucorrhée vulvaire simple est un écoulement souvent sans gravité ; il est dû à l'hypersécrétion des follicules muqueux et des glandes sébacées de la vulve. Le liquide qui s'écoule a une odeur aigre et l'aspect du lait ; s'il est un peu abondant, les grandes et les petites lèvres se gonflent, deviennent douloureuses.

Si la leucorrhée vulvaire devient purulente, du prurit se fait sentir, de l'érythème apparait sur les parties voisines des cuisses, de l'anus et du périnée.

L'écoulement vulvaire simple ou purulent se rencontre :

1° chez les petites filles, surtout chez celles qui sont scrofuleuses ; chez les petites filles cette leucorrhée se complique rarement de la leucorrhée vaginale ou utérine ; 2° chez les jeunes personnes ou les femmes malpropres ou non soigneuses, principalement chez celles qui ont le poil abondant, chez les brunes ou les rousses.

Vous avez vu, il y a quelques jours, à la consultation publique, une jeune fille de treize ans qui présentait cet écoulement à un haut degré : la malpropreté seule et une fausse pudeur en étaient les causes : la mère qui nous l'amenait soupçonnait une cause tout autre. Les grandes lèvres étaient gonflées, les petites plus malades que celles-ci dépassaient entre les grandes, elles étaient rouges, douloureuses; puis un liquide épais à odeur de suif rance remplissait l'orifice. Dans la pratique de la médecine vous rencontrerez des cas semblables sur des jeunes personnes qui craignent, par une pudeur mal entendue, porter l'éponge sur cette partie; et si, quand la maladie commence, ces jeunes filles n'osent la déclarer à leurs mères, il arrive cette accumulation de matières sébacées et de l'inflammation sur tous les organes externes.

II. Leucorrhée vaginale.

La leucorrhée vaginale est beaucoup plus fréquente que la leucorrhée vulvaire ; mais elle l'est moins que la leucorrhée utérine, du moins dans la pratique civile ordinaire ; il me paraît qu'il en est autrement chez les femmes, qui, par profession ou par suite d'une disposition particulière, se livrent aux excès vénériens.

Ordinairement il n'existe ni gonflement ni prurit à la vulve, à moins que le liquide de l'écoulement ne soit extrêmement abondant ou sero-purulent. Il est en général continu, fluide, laiteux, quelquefois un peu consistant, rarement visqueux, ni gluant. S'il est causé par une vaginite ou s'il est accompagné d'une uréthrite, il devient jaunâtre, verdâtre, mais alors il amène du prurit et de l'inflammation à la vulve.

Les taches qu'il fait au linge sont larges, rondes, un peu empesées ; elles sont incolores quand le liquide est simple ; elles deviennent jaunes, verdâtres, quand le liquide est purulent.

Cet écoulement s'accompagne de tension et de douleurs dans le bassin, symptômes qui n'existent jamais dans la leucorrhée vulvaire, mais qui sont plus marqués dans la leucorrhée utérine.

Dans la salle de la maternité, vous trouverez plusieurs femmes affectées de cette leucorrhée, et dans votre clientèle vous serez consultés assez souvent pour cette affection par vos clientes enceintes. Le liquide de l'écoulement est laiteux, justifiant bien le nom de perte blanche, quelquefois très fluide, aqueux, d'autres fois épais; souvent c'est une légère incommodité pour la femme enceinte, quelquefois c'est une cause d'épuisement qu'il faut faire cesser.

III. Leucorrhée utérine.

La leucorrhée qui a son siége dans l'uterus nous paraît la plus fréquente, et, en en énumérant les causes, on comprend les motifs de cette fréquence : en effet, elle peut être causée par la fatigue, les excès vénériens, par toutes les affections si nombreuses de l'uterus, enfin par des maladies générales telles que la chlorose, le rhumatisme, les dartres, la syphilis ; de plus certaines suites de couches déterminent cette leucorrhée.

Les signes locaux en sont : un écoulement souvent intermittent, rarement continu, comme dans la leucorrhée vaginale ; les malades sentent tomber dans la vulve, ou au dehors, un liquide qui forme, selon leur expression, un flot. Si on les interroge sur la nature ou l'aspect du liquide, elles le comparent au mucus du rhume de cerveau, au lait caillé, à la glaire d'œuf, au crachat de la bronchite. Ce liquide est blanchâtre, verdâtre quelquefois, il empèse le linge, forme des taches rondes, moins larges que celle de la leucorrhée vaginale, jaunes, quelques fois vertes.

Les signes généraux sont une tension, une pesanteur dans le bassin ; des douleurs dans les lombes, dans le creux de l'estomac, dans le dos, souvent des coliques ou des tranchées utérines. En effet le liquide est chassé au dehors de l'utérus par des contractions, de là ces tranchées, et de là aussi l'intermittence habituelle de l'écoulement.

Diagnostic. — L'examen direct sans le spéculum peut faire distinguer souvent les trois leucorrhées ; il suffit d'écarter les grandes lèvres pour reconnaître la leucorrhée vulvaire ; la leucorrhée vaginale, si elle est abondante, se distingue par son aspect et par son siége ; puis, en portant l'examen vers la partie postérieure du vagin, derrière la fourchette, et en écartant les parties molles, on voit s'il existe une leucorrhée utérine ; en effet du mucus blanchâtre, quelquefois du muco-pus, différent du mucus vaginal par sa couleur, sa consistance et par son isolement décèle un écoulement par le col.

Il est toujours facile, quand on y prend garde, de ne pas confondre la leucorrhée avec d'autres écoulements de liquide blanc, ainsi avec la sérocité d'un caillot de sang retenu dans l'utérus, avec le pus d'un abcès, les liquides du cancer ou des tubercules avec ceux produits par la décomposition d'un caillot ou d'un placenta, enfin avec l'eau d'un kyste qui se crève, ou de l'hydrométrie qui cesse. Ces divers liquides ont des caractères qui les font facilement reconnaître ; l'odeur indique bien le liquide des caillots ou celui du produit de la conception en putréfaction ; la couleur rousse ou noirâtre avec une odeur caractéristique décèle le cancer. La limpidité du liquide fait soupçonner un kyste ou une hydrométrie. Si quelques doutes restent au médecin après l'interrogation du malade et après la simple inspection des parties, il doit avoir recours au spéculum qui lève toujours les doutes.

I. Leucorrhée idiopathique.

La leucorrhée idiopathique est niée par un grand nombre d'observateurs. Pour ces médecins la leucorrhée est toujours le symptôme d'une maladie de l'appareil génital ou d'une affection générale. Mais vous rencontrerez, Messieurs, dans votre pratique médicale, des femmes lymphatiques ou à constitution faible et délicate qui viendront se plaindre de pertes blanches, et chez qui vous ne trouverez aucune lésion de l'uterus ou du vagin ; devrez-vous alors regarder cet écoulement comme un symptôme de leur faiblesse générale? ne penserez-vous pas plutôt que cet écoulement est une maladie causée par cette faiblesse ?

Causes prédisposantes. — Tous les auteurs signalent avec raison comme causes prédisposantes de la leucorrhée le tempérament lymphatique, les climats froids et humides, l'habitation des grandes villes, enfin le régime débilitant, toutes les causes de débilitation, l'allaitement prolongé, les maladies du cœur, du poumon, de la peau, etc.

Comme cause prédisposante particulière, Lagneau, Lisfranc et M. Nonat citent l'usage du café au lait. C'est certainement une erreur ; de ce que la plupart des femmes que ces médecins ont vues atteintes de leucorrhée prenaient cet aliment, il ne s'en suit pas que le café au lait soit la cause de leur maladie. Chez nous, où les neuf dixièmes de la population ont l'habitude du café au lait, nous ne rencontrons pas un grand nombre de leucorrhées.

Causes déterminantes. — Mais les causes générales comme l'anémie, la chlorose, le mauvais régime, etc., ne détermineraient jamais une leucorrhée, si une circonstance ne venait l'occasionner. C'est tantôt une irritation locale amenée par une excitation directe ou indirecte, tantôt un dérangement fonctionnel de l'uterus, tantôt même une fonction normale de cet organe.

Parmi les excitations directes, nous citerons l'abus des

1*

plaisirs vénériens; parmi les indirectes, les lectures las-
cives.

Parmi les désordres fonctionnels de l'uterus, nous signa-
lerons l'aménorrhée, la dysménorrhée, l'avortement.

Les fonctions normales, qui peuvent causer la leucorrhée
chez des femmes qui y sont prédisposées, sont l'accouchement, l'apparition des premières règles, la fin de chaque
flux menstruel, et quelquefois la ménopause.

On a cru que les flueurs blanches pouvaient remplacer le
flux menstruel; on cite quelques faits en faveur de cette opi-
nion; M. Brierre de Boismont donne l'observation suivante :

« Lefèvre, âgée de 24 ans, née à Verberg (Oise), est
admise le 9 juin 1839 dans le service de M. Jadioux, à
l'Hôtel-Dieu, pour des attaques de nerfs. Elle a été réglée à
seize ans, après beaucoup de souffrances. Le flux sanguin a
manqué un an et ne s'est régularisé qu'à 19 ans. Il coulait
deux jours modérément. Depuis un an, les menstrues ont
complètement disparu ; elles ont été remplacées par des
flueurs blanches qui apparaissent aux mêmes époques.
Quand elles sont pour venir, elle éprouve, comme au temps
de ses règles, de grands maux de tête et des étourdissements.
Il n'y a aucun symptôme qui annonce un état morbide de la
matrice. »

Mais, Messieurs, les faits ne se passent pas habituellement
ainsi : les femmes qui n'ont pas leurs règles et qui sont
atteintes de leucorrhée, sentent constamment cet écoulement
avoir lieu ; seulement l'écoulement augmente au moment de
l'époque menstruel. Cette leucorrhée est sous l'influence de
la même cause que l'aménorrhée, et elle devient plus abondante à l'époque menstruelle, parce que les organes génitaux sont dans un état de congestion. Mais faut-il alors
dire que la leucorrhée supplée le flux sanguin normal ? nous
ne le pensons pas.

II. Leucorrhées symptomatiques.

La leucorrhée symptomatique, qu'il ne faut pas confondre, je le répète, avec les écoulements du cancer, d'un abcès, d'un caillot altéré, etc., est néanmoins une affection fréquente, c'est un flux produit par l'hypersécrétion des glandes de la muqueuse génitale, cette hypersécrétion étant causée par une maladie de cette muqueuse ou de l'organe qu'elle revêt.

Cette leucorrhée est rencontrée dans un grand nombre de maladies locales ; les granulations, les ulcères du col, les polypes, la métrite aigüe ou chronique, l'inflammation catarrhale de la muqueuse utérine ou vaginale. La leucorrhée symptomatique existe aussi dans certaines affections générales qui ont une manifestation locale sur les organes génitaux, ainsi le rhumatisme, le scrofule, les dartres, la siphilis.

1° Les ulcérations ou ulcères du col de l'uterus sont très souvent la cause de leucorrhées que vous rencontrerez, nous étudierons spécialement cette maladie très commune, et vous serez étonnés de voir combien peu on est avancé sur les causes qui produisent cette lésion. Certains auteurs même ne regardent les ulcérations du col que comme un symptôme d'un écoulement utérin, ou d'une autre affection de la matrice. Pour d'autres, les ulcères du col ne sont que des complications de la leucorrhée. Ce que nous disons ici des ulcères, nous pourrions le répéter des granulations, des érosions et de toutes les affections semblables du col. Pour M. Tyler Smith, M. Timbart et M. Gosselin, la leucorrhée utérine, qu'ils appellent catarrhe utérin, est non-seulement la cause des ulcères, des granulations, des érosions du col de l'uterus, mais même cette leucorrhée amène des désordres généraux et fonctionnels tels que la gastralgie, la dyspesie, les névroses qui produisent ensuite la chlorose et l'anémie.

Certainement, Messieurs, vous serez amenés par une leucorrhée pour laquelle on vous consultera à faire des recherches dans les organes génitaux, et vous trouverez alors des lésions locales ; mais en concluerez-vous que ces lésions ont suivi la leucorrhée ? non, car trop souvent ces lésions existent sans la leucorrhée, et souvent en guérissant ces lésions, la leucorrhée disparaîtra. Presque toujours c'est l'excitation causée par ces lésions locales qui détermine l'hypersécrétion des follicules de la muqueuse.

2° On ne doute plus depuis longtemps, que la leucorrhée qui accompagne le cancer, le polype, ou une tumeur fibreuse de l'uterus, ne soit symptomatique de ces maladies. Pourtant on ne peut nier que si la leucorrhée n'est point la cause de ces affections, elle en favorise le développement.

3° La leucorrhée symptomatique de la métrite aigüe ou chronique est fréquente, souvent elle est confondue avec celle qui constitue le catarrhe utérin, c'est-à-dire celle qui accompagne l'inflammation de la muqueuse utérine.

4° La leucorrhée symptomatique de l'inflammation de la muqueuse utérine que l'on appelle catarrhe utérin est la leucorrhée symptomatique que vous aurez le plus souvent à traiter. Quand nous étudierons la métrite chronique, nous chercherons à bien spécifier le catharre utérin et la métrite chronique, et à bien indiquer les lésions que déterminent sur le col et dans le vagin ces deux affections.

5° La leucorrhée scrofuleuse assez fréquente chez les enfants est rare chez les adultes. Les leucorrhées dartreuses et rhumatismales qui atteignent la muqueuse vagino-utérine sont des affections très rares.

En résumé, les femmes sont affectées dans diverses circonstances d'un écoulement blanc dû à l'hypersécrétion des follicules muqueux de la membrane muqueuse. Cet écoule-

ment qui n'est pas toujours sensible, quand le liquide reste
dans le vagin et ne tombe qu'au moment de l'émission des
urines, est quelquefois extrêmement abondant. Tantôt le liquide de l'écoulement est blanc, laiteux, opalin, tantôt c'est un
mucus filant, transparent, souvent du muco-pus, d'autres fois
il contient du pus, s'il y a des ulcères, des granulations, etc.
La leucorrhée peut être vulvaire, vaginale, utérine, idiopathique, symptomatique. Outre les symptômes locaux, elle
peut causer des troubles généraux qui se font connaître par
la paleur de la face, le cercle brun des yeux, une grande
susceptibilité nerveuse, des palpitations, des névralgies, des
douleurs dans les lombes, le bassin, le fondement, etc.

Traitement.

La leucorrhée doit-elle être soignée à part ? le médecin
doit-il recourir contre elle à certains moyens thérapeutiques ?
telle est la question qui a été résolue diversement par les
pathologistes. Pour nous, qui admettons la leucorrhée idiopathique ou qui la regardons comme un accident qui vient
compliquer les affections des organes génitaux et souvent les
aggraver, nous n'hésitons jamais à la combattre par tous les
moyens que nous fournit l'art médical ou chirurgical. Pourtant nous faisons exception pour certaines leucorrhées, ce
sont celles des femmes phthisiques, si ces leucorrhées sont
symptomatiques de l'affection pulmonaire ou causées par la
tuberculisation de l'uterus. Nous hésitons à employer un
traitement qui débarrasserait ces femmes complètement de
cet écoulement, nous agissons comme le professeur de cli-
nique chirurgical de notre école, qui n'opère jamais les
fistules à l'anus chez les personnes qu'ils soupçonnent tu-
berculeuses ou seulement menacées de tuberculisation.
Presque tous les praticiens paraissent s'entendre sur ce

point, et Lisfranc s'exprime ainsi : « J'ai observé un grand
» nombre de femmes chez lesquelles les pertes blanches
» diminuaient ou suspendaient les progrès de la phthisie
» pulmonaire, quelquefois même cette affreuse maladie était
» amendée, de là naît, nous ne saurions trop le dire, l'im-
» périeuse, l'indispensable, l'absolue nécessité de respecter
» les écoulements blancs, lorsque quelque affection morbide
» viscérale existe. »

Les moyens que l'on emploie contre la leucorrhée
peuvent être ainsi divisés :

1° Moyens généraux,

2° Moyens locaux,

3° Dérivatifs.

1° Traitement général. — Le traitement général suffit
souvent dans les leucorrhées idiopathiques et dans le catarrhe
utérin léger ; il consiste dans les moyens qui réussissent
contre la chlorose et l'anemie. Ces moyens sont le bon régime,
l'hygiène ; l'emploi des ferrugineux, du quinquina, des
amers; les bains froids comme tonique. Les boissons balsamiques, l'eau de goudron, la térébentine, la tisane de bour-
geons de sapin sont données dans la leucorrhée comme dans
tous les flux des muqueuses. Le seigle ergoté qui a une action
directe sur l'uterus est prescrit avec succès par beaucoup de
médecins; en effet ce médicament, en excitant les contractions utérines peut débarrasser l'utérin du liquide qu'il contient et arrêter la secrétion anormale. Nous ne l'employons
jamais contre la leucorrhée, car il occasionne des tranchées
douloureuses, et chaque fois que nous avons vu nos malades
recourir à ce seul moyen sous forme de dragées d'ergotine,
elles n'ont pas guéri.

Les eaux minérales et l'hydrothérapie sont employées

avantageusement en modifiant certaines fonctions générales
altérées.

2° Traitement local. — Au traitement général dont
l'importance est considérable, on est presque toujours obligé
de joindre le traitement local.

Le traitement local de la leucorrhée a pour but de modifier
la surface de la membrane muqueuse, d'arrêter l'hypersécrétion des follicules qui constitue cet accident, qu'il soit
idiopathique ou symptomatique. Ce traitement est surtout
efficace dans les leucorrhées idiopathiques et dans les
leucorrhées catarrhales, mais il ne peut que diminuer le
flux qui est sous la dépendance d'une autre affection qu'il
faut traiter en même temps.

Le traitement local comprend les injections, les poudres.

Injections. — Les injections sont froides ou chaudes :

Les injections d'eau froide faites matin et soir jouissent
d'une faveur méritée ; on les fait faire avec l'irrigateur
Equisier, avec une grande pompe semblable à celle de jardin,
ou avec d'autres instruments. Pour qu'elles réussissent, il
faut qu'elles soient lancées avec une certaine force pour
atteindre le col de l'uterus, et que la canule soit engagée
aussi loin que possible dans le vagin.

Où l'injection froide n'a pas réussi, l'eau tiède de 20 à 30
degrés a donné quelquefois de bons résultats.

Viennent ensuite les injections acidulées, astringentes,
balsamiques : les plus employées sont les astringentes : ainsi
la décoction de roses de Provins, la décoction d'écorce de tan,
la décoction de feuilles de noyer, la dissolution de sulfate de
zinc 10 gr. par litre d'eau, la dissolution de sulfate de fer,
d'acétate de plomb, de sulfate de cuivre, de 10 grammes par
litre. Le mélange de 10 grammes de perchlorure liquide de

fer avec un litre d'eau est actuellement fréquemment prescrit dans les leucorrhées, comme nous le verrons ordonné dans les hémorrhagies du col.

Poudres. — Dans les leucorrhées rebelles aux injections, on peut se servir de poudres : tantôt ce sont des poudres astringentes, tantôt ce sont des poudres inertes : ces poudres inertes agissent en absorbant le liquide et impressionnent par leur présence la muqueuse et en modifient la sécrétion. Les moyens que l'on emploie pour les porter sur les muqueuses, c'est l'insufflation à travers le speculum, le tampon d'ouate, l'éponge.

Cautérisation. — Les lotions légèrement caustiques et le badigeonnage de la muqueuse avec un liquide caustique sont les moyens de traitement de la leucorrhée les plus sûrs ; mais il est difficile dans la pratique ordinaire de la ville d'y arriver immédiatement : aussi les fait-on précéder souvent des injections froides, et cela avec d'autant plus de raison que ces injections réussissent souvent dans les leucorrhées légères et idiopathiques.

Ces lotions peuvent se faire avec des solutions de nitrate d'argent au 30e, de teinture d'iode du 5e au 20e, de tannin, de perchlorure de fer liquide, d'ammoniaque liquide.

Mais ces lotions n'atteignent pas la cavité du col et par conséquent celle de l'uterus ; dans le col, on peut facilement porter directement le crayon de nitrate d'argent : Aran l'y introduisait complètement, et l'y abandonnait : ce crayon y disparaissait, au bout de quelques minutes, dans les mucosités. M. Courty de Montpellier expulse d'abord le mucus de la cavité utérine, en comprimant le col avec le speculum, et quelquefois en pressant simultanément le corps de l'organe avec la main appliquée sur l'hypogastre, puis il introduit dans l'uterus des brins de charpie, ou une sonde creuse qui lui permet de faire des injections caustiques. Il a recours, lorsque une leucorrhée ancienne a hypertrophié les glandes du col qui gènent alors l'entrée, à une petite opération : il fait des scarifications nombreuses, et quand la petite hémorrhagie est arrêtée, il peut porter ses solutions à l'aide d'un pinceau ou d'une sonde dans toutes les anfractuosités de la cavité du col.

M. Rodier et M. Becquerelle ont imaginé des crayons particuliers qu'ils introduisent dans la cavité du col. Ce sont de petits cylindres arrondis, du diamètre d'un crayon de nitrate d'argent, de 3 centimètres de long en moyenne. Ces cylindres sont constitués par une poudre astringente agglutinée, agglomérée au moyen de gomme adragante additionnée d'une très petite quantité d'huile, pour donner un peu de souplesse à la pâte. La poudre astringente est du sulfate de cuivre, d'alumine, de fer, ou du tannin. Ceux qui ont donné le plus de succès sont les crayons de tannin. On les introduit complètement dans la cavité du col à l'aide d'une pince, à travers un spéculum. On place alors un tampon de ouate muni d'un fil que l'on arc-boute contre l'orifice utérin afin d'empêcher le crayon de quitter cet orifice. Ce tampon de ouate est muni d'un fil que l'on coupe à peu de distance de la vulve, ce qui permet de l'extraire à volonté. Le crayon astringent introduit dans le col est imbibé et pénétré par les liquide. Ces liquides dissolvent la gomme adragante, et la poudre astringente peut alors agir sur la membrane muqueuse du col. Cette dilution met trois ou quatre heures à s'effectuer complètement, et l'action astringente continue pendant douze ou quinze.

On fait aussi des injections dans la cavité même de l'uterus à l'aide de sondes utérines pour combattre les leucorrhées de l'uterus. Mais ces injections présentent un grand danger, celui d'occasionner une métrite, et quelquefois l'injection passe dans la trompe. Le moyen que conseillait Aran, qu'il pratiquait souvent, et que M. Courty de Montpellier préconise, est l'introduction du nitrate d'argent dans cette cavité, et son abandon.

Pour moi, depuis que je suis médecin praticien, je n'ai jamais employé que ce moyen dans les leucorrhées du col ou de l'utérus rebelles aux injections froides puis aux injections astringentes J'ai laissé soit dans la cavité du col, soit dans la cavité utérine un grand nombre de crayons de nitrate d'argent sans que jamais je n'ai observé le moindre accident, et très souvent j'ai obtenu des guérisons ou des améliorations très rapides.

3⁰ **Traitement dérivatif.** — Les purgatifs, les épispastiques cutanés, les frictions irritantes ont été et sont encore employés ; mais, Messieurs, jamais je ne vous conseillerai d'y avoir recours comme traitement ordinaire. Les femmes leucorrhéïques sont généralement faibles, les purgatifs ne peuvent qu'augmenter leur débilitation, les frictions irritantes par diverses pommades, les papiers épispastiques ne causent que des douleurs sans arrêter les flueurs blanches. Aran recommandait tantôt tous les jours, tantôt tous les deux jours, le soir en se couchant, d'abord un lavement évacuant d'eau tiède, puis le lavement suivant :

Aloës 5 à 10 grammes.

Savon médicinal 5 à 10 grammes.

Eau bouillante 100 grammes.

Ce lavement causait quelquefois des irritations à l'anus et au rectum, et ne réussissait pas aussi bien que les injections et les cautérisations. Je vous indique néanmoins ce moyen thérapeutique comme adjuvant et pouvant rendre de véritables services.

Enfin, comme derniers moyens révulsifs, il faut signaler ici les cautérisations vers la partie inférieure du canal vertébral faites par MM. Reclam et Mitchell se fondant sur un fait non démontré : que les écoulements utérins reconnaissent pour origine un état particulier des nerfs de la matrice ; c'est à ces derniers que leur thérapeutique s'adresse. Les nerfs de l'utérus viennent du plexus hypogastrique ; le vagin, au contraire, reçoit quelques filets de la troisième et de la quatrième paires sacrées. Nonobstant cette particularité anatomique, tous les praticiens connaissent l'influence réciproque que les nerfs de la queue de cheval et les organes génitaux exercent les uns sur les autres, aussi ces deux médecins agissent sur la région lombaire et M. Mitchell dit avoir guéri un grand nombre de malades par l'application du fer rouge sur cette partie.

Que M. Mitchell ait réussi dans la névralgie utérine compliquant la leucorrhée, cela ne vous étonnera pas, Messieurs, il y a là un effet semblable à celui de toutes les cautérisations dans les névralgies ; que l'hypersécrétion des glandes de la muqueuse génitale ait cessé, c'est possible, mais nous possédons des moyens moins effrayants et tout aussi efficaces que le fer rouge, et j'y aurai toujours recours avant d'être obligé d'employer celui-ci, à moins qu'une névralgie utérine extrêmement douloureuse ne m'y oblige.

Durée du Traitement.

Il est extrêmement difficile de fixer le temps que l'on mettra à guérir une leucorrhée. La leucorrhée vulvaire pourra guérir en quelques jours ; la leucorrhée vaginale simple, causée par une irritation locale et traitée avec soin, disparaîtra en dix ou quinze jours : les leucorrhées utérines seront quelquefois longtemps avant de s'améliorer ; souvent elles ne cesseront que quand la maladie qui les cause commencera à céder au traitement dirigé contre elle. Les leucorrhées idiopathiques demanderont en général de deux à quatre mois de traitement, quelques-unes même dureront un an, deux ans et plus, si les malades ne suivent pas régulièrement les prescriptions du médecin, ou ne veulent pas employer des moyens qui leur répugnent par une pudeur mal entendue.

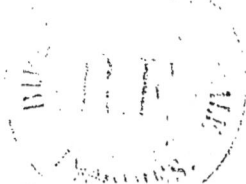

Amiens. Imp. de Lenoel-Herouart, rue des Rabuissons, 30.